I0074921

T$_d$119
81

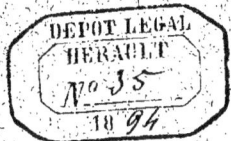
DÉPOT LÉGAL
HÉRAULT
Nº 35
18 94

Docteur Th. MAINGUY

DES

CALCULS MIGRATEURS
DE L'URÈTHRE

MONTPELLIER
IMPRIMERIE CENTRALE DU MIDI
(HAMELIN FRÈRES)

1894

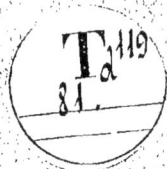
T119
d
81.

DES

CALCULS MIGRATEURS

DE L'URÈTHRE

PAR

Le Docteur Th. MAINGUY

ANCIEN INTERNE DES HOPITAUX DE NIMES

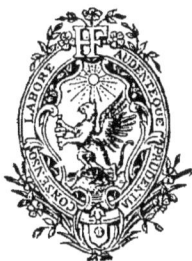

MONTPELLIER
IMPRIMERIE CENTRALE DU MIDI
(HAMELIN FRÈRES)

1894

A MON PRÉSIDENT DE THÈSE

MONSIEUR LE PROFESSEUR FORGUE

TH. MAINGUY.

MEIS ET AMICIS

TH. MAINGUY.

AVANT-PROPOS

Notre modeste travail traite des calculs migrateurs, de ces concrétions calcaires qui, descendues des voies urinaires, s'arrêtent dans le canal de l'urèthre.

Auparavant, nous remercions M. le professeur Forgue de sa bienveillante attention à notre égard, et nous sommes heureux de pouvoir exprimer aux Professeurs de Montpellier toute notre reconnaissance de l'enseignement que nous avons reçu d'eux.

Avant de quitter les hôpitaux de Nîmes, nous prions les Maîtres qui ont guidé nos premiers pas d'accepter ici l'hommage de toute notre gratitude.

Nos sincères remercîements à M. le professeur Pousson (de Bordeaux), qui nous a si aimablement cédé les observations recueillies dans son service.

INTRODUCTION

Les calculs de l'urèthre, cet intéressant chapitre de la pathologie des voies urinaires, méritent à plus d'un titre une attention spéciale. Leur symptomatologie, quelquefois bruyante, et la nécessité d'une intervention rapide et promptement efficace, ajoutent beaucoup à l'intérêt de leur étude.

Cette maladie, qui n'est pas très rare, a été seulement signalée par les auteurs anciens. Ambroise Paré, le premier, en a laissé une description très fidèle, mais les indications thérapeutiques tracées par le grand Maître ne sont pas toujours recommandables.

Plus tard, Loyseau et Morgagni en relatent quelques exemples dans leurs écrits.

Au siècle passé, alors que de si longues études sont faites sur les pierres de la vessie, les auteurs n'insistent point sur leur arrêt possible dans le canal de l'urèthre, et cependant cet accident était plus fréquent à l'époque avec les procédés défectueux de lithotritie. Il faut excepter J.-L. Petit, Saviard, Chopart, Desault, puis Deschamps, qui en parlent incidemment dans leurs œuvres.

Enfin Civiale et, surtout, Le Dentu et Voillemier ont laissé sur ce sujet des ouvrages d'un puissant enseignement.

En exposant cette question, nous avons puisé à plus d'une source, mais notre but était bien plutôt de grouper autour d'une étude d'ensemble quelques observations nouvelles, qui justifieront, nous l'espérons, l'intérêt que nous avons porté à ce travail.

DES

CALCULS MIGRATEURS

DE L'URÈTHRE

CHAPITRE PREMIER

**Pathogénie des calculs de l'urèthre.
Leur fréquence aux différents âges de la vie.
Aspect et composition.**

Les calculs que l'on peut rencontrer dans l'urèthre ont des origines multiples ; nous les exposerons sommairement :

Certains sont *migrateurs*, viennent du rein ou de la vessie, s'arrêtent dans le canal et augmentent par l'addition de dépôts calcaires ;

D'autres, *authoctones*, se forment de toutes pièces dans l'urèthre par la précipitation des sels de l'urine, séjournant derrière un obstacle ou au fond d'un cul-de-sac ;

D'autres encore naissent autour de corps étrangers venus du dehors ;

Enfin, des concrétions prostatiques ou autres peuvent devenir le noyau de calculs.

Le plus grand nombre provient des voies urinaires supérieures, car leur production sur place exige des conditions exceptionnelles.

Nous ne devons nous occuper ici que des calculs migrateurs qui s'engagent et s'arrêtent dans l'urèthre, laissant de côté les autres productions pierreuses qui s'y peuvent rencontrer et dont l'étude a été faite dans la thèse de M. le docteur Bourdillat.

Ces calculs, nous l'avons dit, viennent de la vessie ou du rein. Ces derniers sont les plus fréquents. Il est, en effet, d'observation courante de voir des pierres rejetées avec les urines après une crise de coliques néphrétiques, et l'on comprend qu'elles puissent être arrêtées, si quelque obstacle normal ou accidentel s'oppose à leur libre parcours.

Ceux formés dans la vessie n'ont guère de tendance à s'engager spontanément dans l'urèthre. Cependant le fait existe. Delpech, dans son *Traité des maladies chirurgicales*, dit qu'une concrétion de petit « volume peut résider dans la vessie sans causer aucune altération dans les fonctions de l'organe », et plus loin il ajoute : « Il arrive quelquefois que le canal de l'urèthre étant fort ample et la vessie pouvant être vidée promptement de l'urine qu'elle contient, le calcul est entraîné par le liquide vers le col de la vessie, engagé dans le canal où il peut former un obstacle permanent ou passager à la miction, selon qu'il est propre ou non à parcourir la totalité du conduit. »

Des fragments de pierre venus de la vessie, après une séance de lithotritie, peuvent s'accrocher aux parois de l'urèthre par leurs angles, ou s'y arrêter à cause de leur volume. Cet accident, devenu rare, grâce aux perfectionnements apportés de nos jours à la méthode de Gruithuisen, était considéré par Civiale comme la circonstance la plus grave que présentait l'application de la lithotritie; il perdit, en effet, dans lecommencement de sa pratique, des malades à la suite d'accidents de cette nature, pour avoir reconnu trop tard la cause des désordres.

Les calculs migrateurs de l'urèthre sont de petite dimension et assez réguliers. Gros comme un pois, une lentille, un grain de chènevis, ils pèsent environ 2 ou 3 grammes. Leur forme est allongée à la portion pénienne, arrondie au bulbe; leur surface est lisse ou présente un aspect chagriné avec de légères rugosités. Ils sont composés presque exclusivement d'acide urique ou d'urate de soude. Lorsque ces calculs séjournent quelque temps dans l'urèthre, leurs formes primitives s'altèrent. Leurs dimensions augmentent par la précipitation continuelle des sels de l'urine qui stagne autour d'eux après la miction. Ils forment en quelque sorte un centre de cristallisation, et disparaissent bientôt, recouverts par les couches calcaires qui se sont successivement déposées autour du noyau primitif. Cet accroissement se fait surtout par la portion du calcul qui regarde la vessie, celle qui est le plus longtemps au contact de l'urine. En sciant ces calculs, on observe que le noyau n'occupe pas le centre, mais est plus rapproché de l'extrémité tournée vers le méat. Ceux venus de la vessie sont irréguliers, leur surface offre des saillies et des crêtes multiples. Sur un calcul recueilli dans le service de chirurgie de l'Hôtel-Dieu de Nîmes, nous avons observé une véritable cristallisation d'urates formant des arêtes pointues enveloppant complètement un noyau primitif.

La composition chimique permet de distinguer les calculs descendus du rein ou venus de la vessie, de ceux, infiniment plus rares, qui se développent sur place. Les premiers sont formés exclusivement d'acide urique, oxalique ou d'urate, et, autour d'un centre urique, présentent un nombre variable de couches phosphatiques parfaitement distinctes quand le calcul a fait un séjour dans le canal; tandis que les calculs autochtones sont constitués en entier par du phosphate de chaux avec des couches concentriques à peine appréciables ou tout à fait absentes et une agglomération uniforme de ses éléments.

Cet accident est plus fréquent dans l'enfance et l'âge mûr. Chez les jeunes sujets, le plus petit calibre du conduit et le peu de développement de la prostate sont des causes prédisposantes. D'autre part, la diathèse urique qui se manifeste surtout dans la seconde moitié de la vie et les modifications pathologiques du canal souvent observées alors, expliquent leur fréquence à l'âge mûr.

Kauffmann a réuni 112 observations, et trouvé 32 cas de un à dix ans (soit 28 pour 100); 15 cas de onze à vingt ans (13,4 pour 100); 18 cas de vingt et un ans à 30 ans (16,1 pour 100); 12 cas de trente et un à quarante ans (20,1 pour 100); 11 cas de quarante et un à cinquante ans; 12 cas de cinquante et un à soixante ans; 7 cas de soixante et un à soixante-dix ans; 5 cas de soixante et onze à quatre-vingts ans. La plupart des observations que nous reproduisons ont été prises sur des sujets d'un âge assez avancé.

CHAPITRE II

Considérations sur les conditions qui favorisent l'engagement et l'arrêt des calculs dans le canal de l'urèthre.

Nous avons dit précédemment que les calculs développés dans la vessie avaient peu de tendance à s'engager dans l'urèthre, tandis qu'il était fréquent de voir les concrétions lithiques d'origine rénale s'engager d'emblée dans ce canal.

Les calculs de la vessie, presque toujours irréguliers, se logent dans le bas-fond, derrière la prostate ; et, si cette glande est développée, la dépression normale se trouvant exagérée, le calcul sera en quelque sorte enchâtonné dans cette loge en contre-bas de l'orifice du col, et ne pourra guère se déplacer, d'autant plus que la vessie ne se vide alors qu'incomplètement.

Chez l'enfant, cependant, à prostate rudimentaire, quand la vessie a gardé toute sa contractilité, une petite pierre peut être facilement portée par le flot de l'urine contre l'ouverture du col et pénétrer entre les lèvres du méat interne, si leurs dimensions réciproques le permettent. Arrivé là, le corps étranger descend tout naturellement le long de la paroi postérieure de cette ouverture qui forme comme un plan incliné et le conduit directement dans la portion prostatique.

Si le canal présentait le même calibre dans toute son étendue, rien ne s'opposerait à son libre parcours ; mais l'urèthre offre des points normalement rétrécis, où nous trouverons, de préférence, ces calculs. Ses diamètres sont très variables à l'état normal, et l'âge ajoute encore son contingent de variabilité.

Nous demandons la permission d'entrer dans quelques considérations anatomiques qui méritent d'être rappelées ici. L'urèthre offre trois points rétrécis et trois renflements :

Le méat présente	$6^{mm}75$ de diamètre.
Le collet du bulbe	8^{mm} —
Le méat interne	$8^{mm}50$ —
La fosse naviculaire	$9^{mm}50$ —
La portion bulbeuse	11^{mm} —
La portion prostatique. . . .	$9^{mm}50$ —
La portion spongieuse n'a que	9^{mm} —

Ces chiffres sont approximatifs, et doivent être surtout considérés les uns par rapport aux autres.

On prévoit que les calculs s'arrêteront le plus souvent dans la fosse naviculaire ou au collet du bulbe.

Il est utile d'ajouter que la dilatabilité du canal est variable sur ses différents points, et qu'elle dépend de celle des organes qui l'entourent, ce qui nous explique qu'un corps étranger sera plus ou moins bien toléré suivant la situation qu'il occupe.

Le méat urinaire, entouré de tissu fibreux formant un anneau complet, n'est pas du tout dilatable ; la portion spongieuse l'est très peu, tandis que la musculeuse se laisse facilement refouler, et loge souvent des calculs de grosseur surprenante. En outre des angusties normales et des lacunes de Morgagni tournées vers la vessie, il peut exister des rétrécissements d'origine blennhorragique ou autre qui diminuent la lumière du canal et sont des causes d'arrêt. La stagnation de l'urine derrière un de ces points rétrécis permet aux sédiments de s'y déposer et de s'y concréter ; cependant ces faits sont rares ; l'analyse chimique permettrait d'ailleurs de reconnaître ces concrétions nées sur place.

Dans les observations que nous produisons, 2 calculs étaient arrêtés en arrière du méat, 3 au milieu du pénis, 3 à la région périnéo-bulbaire, et 1 à la prostate. Les calculs de la région prostatique sont relativement rares.

CHAPITRE III

Symptomatologie. — Anatomie pathologique. — Complications. — Terminaison.

Les symptômes sont variables, suivant la forme, le volume et le siège de ces calculs. Certaines pierres sont si bien tolérées qu'elles passent inaperçues. Le malade éprouve un léger picotement pendant la miction, qui nécessite un certain effort, ou bien le jet de l'urine est brusquement arrêté. Si la pierre est plus volumineuse et irrite davantage les tissus, les troubles sont plus marqués. Les douleurs sont vives, la muqueuse déchirée donne lieu à un écoulement sanguin ; la miction devient de plus en plus difficile ; l'urine sort en bavant, et l'on peut observer de la rétention ; mais celle-ci n'est jamais complète et durable quand le canal est sain.

Le plus souvent il se produit entre le calcul et la paroi uréthrale un suintement continu, une incontinence par regorgement qui assure l'écoulement de l'urine et explique la durée parfois très longue de la maladie. Certains malades sont tourmentés par des érections involontaires et douloureuses, ou par un écoulement purulent, une uréthrite symptomatique. On peut encore observer des phénomènes généraux, des accès fébriles plus ou moins intenses, et un état nerveux parfois grave.

Les calculs, nous le voyons, sont plus ou moins bien tolérés, ce qui dépend, et de leurs dimensions, et de la régularité de leurs surfaces, et surtout de la région qu'ils occupent.

Logés dans le cul-de-sac du bulbe ou à la région membraneuse, ils atteignent de grandes dimensions avant d'éveiller l'attention du malade, car ces portions du canal sont facilement dilatables et douées d'une moins grande sensibilité. Il n'en est pas de même ailleurs, où leur présence devient rapidement intolérable.

Les lésions de la muqueuse sont diverses ; on observe de la rougeur ou une légère érosion, quelquefois une véritable ulcération, à laquelle peut succéder un rétrécissement cicatriciel, comme Bourdillat en rapporte un exemple très net chez un enfant. Quand la lésion remonte à un certain temps et fait obstacle à l'écoulement de l'urine, il n'est pas rare de constater en amont une distension de tous les réservoirs de l'urine.

Des complications plus graves ont été observées, quelquesunes suivies de mort. De Paoli (1) cite un cas de rupture de l'urèthre (enfant de cinq ans) derrière un calcul arrêté dans son conduit, avec infiltration d'urine et formation d'une poche urineuse. Verneuil rapporte qu'un petit calcul gros comme un grain de chènevis s'était engagé dans la lumière d'un rétrécissement, et avait déterminé une rétention absolue, puis une infiltration d'urine considérable bientôt suivie de mort. Ce sont là ues exceptions, car une intervention bien conduite peut promptement parer à ces accidents.

Si le malade est livré à lui-même, le calcul arrêté dans le canal pourra être expulsé spontanément avec l'urine pendant la miction. Nos observations en relatent plusieurs exemples. Tantôt le calcul reste latent pendant de longues années, en donnant lieu à une uréthrite plus ou moins in-

(1) *Journal de l'Académie royale de Turin*, décembre 1879.

2

tense, ou bien l'irritation produite au contact prend la forme ulcérative, la paroi de l'urèthre est détruite, et le calcul se creuse une loge dans les tissus périuréthraux où il demeure enkysté. Si l'inflammation est plus violente, un abcès se forme, s'ouvre à l'extérieur et livre passage au corps étranger. Il en peut résulter une fistule urinaire difficilement curable.

CHAPITRE IV

Diagnostic

Il importe d'être renseigné sur la forme, le siège du calcul ainsi que sur l'état du canal, car, si le pronostic de la maladie est généralement favorable, la présence d'un rétrécissement devient une complication fâcheuse qui apportera un obstacle, parfois sérieux, au traitement. La plupart des cas mortels signalés par les auteurs se rapportent à des calculs situés derrière un rétrécissement. Ceux de Verneuil, de Guyon et celui de Ch. Bell, où le calcul avait résisté à tous les moyens d'extraction employés, sont bien instructifs à cet égard.

Trois modes d'exploration aident au diagnostic : la palpation, le toucher rectal et le cathétérisme.

La palpation suffit souvent pour reconnaître les calculs qui occupent la portion spongieuse du canal. La présence en cette région d'un corps dur, plus ou moins volumineux, mobile, situé dans l'axe du canal, est une forte présomption. Cependant un petit calcul ne manifeste sa présence à l'extérieur par aucune saillie appréciable.

A la région bulbeuse, la palpation donnera des renseignements peu précis, si la pierre est d'un petit volume et s'il existe en même temps un gonflement inflammatoire des tissus périuréthraux. Lorsque la concrétion calcaire est située plus profondément et occupe la portion membraneuse ou prostatique, l'exploration extérieure est insuffisante, tandis que le toucher rectal permettra de reconnaître le calcul et d'en apprécier la forme et l'étendue.

De nombreuses causes d'erreur égareraient le diagnostic si on s'en tenait là. Les nodosités du canal, les petits abcès sous-uréthraux, simulent les calculs du pénis, quoique la tumeur soit moins dure. Au bulbe, une cystocèle contenant des pierres ou une concrétion calcaire du scrotum indépendante du canal pourraient tromper le chirurgien. Dans le premier cas, cependant, la tumeur est réductible et fluctuante, et, dans le second, il n'existe pas de troubles de la miction.

Le cathétérisme donne la certitude et fournit des renseignements précieux sur la situation exacte, l'étendue, les rugosités, la mobilité du calcul et aussi sur l'état du canal. Il se pratique avec l'instrument métallique ou la bougie de gomme à renflement terminal. L'explorateur métallique permet d'entendre la résonnance caractéristique au contact de la pierre et donne la sensation de frottement. Le premier signe ne s'obtient pas toujours, à cause du peu de mobilité de l'instrument, et la sensation de frottement est plus nette avec la bougie de gomme qui permet, en outre, de mieux apprécier l'état du conduit. La sonde sera arrêtée par un obstacle occupant la lumière du canal, et, si elle peut glisser entre le calcul et la paroi, on éprouvera la sensation d'un corps solide et résistant, mieux perçue au moment du retrait du cathéter.

Les antécédents du malade, qui, le plus souvent, a déjà rendu du sable ou des graviers, la soudaineté des accidents, l'interruption brusque du jet de l'urine, la douleur localisée en un point du canal et augmentant à la pression, la palpation, le toucher rectal et surtout le cathétérisme avec la sonde en gomme, permettront d'établir un diagnostic certain.

CHAPITRE V

Traitement

Paré avait nettement posé la thérapeutique de ces calculs. « La pierre étant sortie du corps de la vessie et demeurée au col ou à la verge, lors faut que le chirurgien se garde bien de la repousser en dedans ; mais la mènera, tant que faire se pourra, avec les doigts, à l'extrémité de la verge, en y jetant huile d'amandes douces ou autres choses lubréfiantes. Et si elle descend jusqu'à l'extrémité de la verge et qu'elle y demeure, la faut tirer avec de petits crochets. »

Quand la pierre résiste à ces tentatives d'extraction, « on mettra cet instrument nommé tire-fond avec sa canule en la verge jusqu'auprès de la pierre ; puis on le tournera doucement, afin qu'il comminue la pierre et la mette en petites portions. »

Si ces tentatives sont encore infructueuses, Paré recommande l'incision à côté de la verge. Pas au-dessus dans la crainte d'une hémorragie, et pas au-dessous, parce que la partie est exsangue, difficile à être consolidée, et que l'urine y passerait plus facilement.

Les idées du grand Maître ne sont pas applicables sans quelque danger. Les indications thérapeutiques varient d'ailleurs avec le point de l'urèthre où s'est arrêté le calcul.

Quand la pierre est logée dans la fosse naviculaire, comme cela arrive très fréquemment, et qu'elle apparaît entre les lèvres du méat, on peut l'extraire avec un instrument quelconque faisant office de levier, ou bien avec les pinces ordinaires à disséquer ou à pansement. Si le calcul volumineux ne permet pas le passage d'un instrument entre lui et la paroi uréthrale, le débridement du méat peut faciliter son extraction. Ces cas sont les plus heureux et n'offrent aucun danger. L'intervention est plus délicate si la pierre est située profondément dans la région spongieuse. Quel que soit l'endroit de cette portion où se trouve le calcul, on ne doit pas essayer de le refouler, mais procéder à l'extraction par les voies naturelles ou au broiement sur place. Beaucoup d'instruments ont été inventés à cet effet. Disons d'abord un mot de quelques méthodes qui peuvent amener de bons résultats. Si les accidents ne sont pas inquiétants, il est permis d'attendre, car le calcul peut être expulsé spontanément pendant la miction. Pour faciliter cette expulsion naturelle, on peut avoir recours à la méthode d'Amussat, qui pinçait le méat au moment de la miction. Le canal se distend en amont, et le flot d'urine s'échappant brusquement peut mobiliser et entraîner le corps étranger. La succion, fort en honneur chez les Egyptiens, n'a qu'un intérêt historique. Les manœuvres externes à travers les téguments ont donné peu de succès. Faute d'instruments, on peut y avoir recours, comme l'a fait le Dr Fidel Fernandez (1), qui, par le taxis, réussit à extraire un calcul logé en arrière du tube et empêchant la miction. L'extraction par les voies naturelles avec les divers instruments connus est la méthode de choix. La pince de Hunter, la curette articulée de Leroy d'Etiolles, la pince de Collin, sont le plus en usage. Ces tentatives d'extraction sont quelquefois dangereuses, et les déchirures de la muqueuse peuvent donner lieu à des abcès parfois suivis d'infiltration urineuse. Pour

(1) *Siglo medico et correo medico castellano.*

éviter ces accidents, Guyon conseille de « saisir le calcul entre
la cuiller de la curette passée derrière lui et une bougie en
cire fortement appliquée sur sa face antérieure. Le calcul ne
peut ni échapper ni déchirer, car il est préférable de suivre la
paroi supérieure, beaucoup mieux tendue et plus régulière que
la paroi inférieure. »

Quand le calcul est trop volumineux, et ne peut parcourir
le conduit, malgré la dilatation de ce dernier que l'on peut
pousser très loin avec des bougies, on a recours au broiement
sur place. La lithotritie uréthrale, pratiquée déjà par les Ara-
bes, est une ressource précieuse. Le brise-pierre uréthral de
Civiale, le lithotriteur articulé de Nélaton, celui de Reliquet,
de Dubowisky, etc., permettent de réduire les pierres trop
volumineuses en fragments facilement balayés par l'urine. La
pince de Collin est également utile dans ce cas. La grande
difficulté avec ces instruments est de passer en arrière de la
pierre et de la prendre dans la concavité de la branche femelle,
sans déchirer la muqueuse.

On ne doit pas insister, quand cette manœuvre est difficile : « Chaque fois, nous dit Richet, qu'après des tentatives
modérées, mais infructueuses, on s'aperçoit que l'on ne peut
extraire le corps étranger sans déchirer et labourer les parois
du canal de l'urèthre, il faut sans hésiter recourir à l'opération de la boutonnière. » C'est la dernière ressource. Cette
opération permet, il est vrai, l'extraction de tous les calculs,
mais elle laisse parfois après elle une fistule incurable. Cependant, quand la plaie est bien rectiligne, et que les bords n'en
sont pas machés par l'extraction du calcul, la réunion peut se
faire par première intention, si on a la précaution de main-
tenir une sonde à demeure jusqu'à complète cicatrisation.
L'emploi des serres-fines et la suture ont été tentés avec
succès.

A la région bulbaire proprement dite, il est rare de rencontrer des calculs. Ces derniers s'engagent le plus souvent dans la portion pénienne. Les différents modes de traitement exposés précédemment pourront être essayés en commençant par les plus inoffensifs. L'extraction par le périnée reste la dernière et grande ressource chirurgicale. Plus le calcul est situé profondément, et plus grandes sont les difficultés. L'entrée de la portion membraneuse est très étroite, ce qui gêne l'introduction des instruments. D'autre part, le canal changeant de direction, l'on est obligé de remplacer les instruments droits par des pinces coudées à leur extrémité.

La lithotritie sur place présente ici de grandes difficultés. Il serait alors avantageux de refouler la pierre dans la vessie où un instrument pourrait mieux la saisir et la broyer. Quand le calcul a un fort volume et qu'il se trouve à la portion prostatique, Ségalas recommande de le repousser dans la vessie avec une sonde ordinaire d'un gros calibre, ou au moyen d'injection avec force d'eau à travers le canal. Mais le déplacement du calcul n'est pas toujours facile; car, si certains sont libres, d'autres ne le sont pas du tout. Seuls les premiers sont justiciables de la méthode de Ségalas. Les autres seront extraits par la voie artificielle : « Une incision sur le raphée du périnée, ouvrant la portion membraneuse de l'urèthre, n'est pas grave, et suffit le plus souvent à l'extraction des calculs prostatiques, même lorsqu'ils sont fortement engagés et volumineux. » Demarquay recommande la taille prérectale pour éviter le bulbe et assurer un passage suffisant. Pour les calculs situés profondément, on aura donc recours à l'extraction simple, quand celle-ci est possible, au broiement, si l'on peut introduire l'instrument, ou bien à la boutonnière.

Il existe une circonstance qui doit attirer particulièrement l'attention, à cause des complications graves qui en peuvent résulter. Nous voulons parler des calculs situés derrière un rétrécissement et s'opposant en tout ou en partie au libre écoulement de l'urine.

L'intervention doit ici être rapide et s'attaquer d'abord au rétrécissement qui est la cause principale. Une bougie à demeure, tout en assurant la miction, favorise la dilatation du canal, ce qui permettra, dans les cas heureux, la sortie spontanée du calcul. Ces calculs sont, en effet, d'assez petites dimensions, et s'échappent facilement quand le canal a retrouvé son calibre. Si la dilatation est lente et pénible, et présente des dangers, le mieux est de recourir rapidement à l'uréthrotomie interne. Tous les modes de traitement que nous avons exposés ne sont pas exclusifs les uns des autres. Les plus inoffensifs seront employés d'abord ; dans le cas d'insuccès, l'on aura recours à l'intervention sanglante.

Nous n'avons parlé que des calculs uréthraux de l'homme. Chez la femme, en effet, cet accident est plus rare ; ce qu'expliquent suffisamment la brièveté et la grande dilatabilité de son urèthre. L'extraction par les voies naturelles en est rendue plus facile.

CHAPITRE VI

Observations

OBSERVATION PREMIÈRE

(Clinique chirurgicale des enfants de M. le professeur Forgue)

P. L..., âgé de trois ans. L'affection a débuté il y a un mois et demi ; depuis cette époque, l'enfant est obligé de s'accroupir pour uriner; le jour il urine dans ses robes, la nuit il mouille son lit. La fréquence des mictions n'était pas sensiblement augmentée. Dans l'intervalle des mictions, l'enfant avait gardé sa gaieté et s'amusait ; le mouvement ou le repos n'influençaient guère les symptômes observés.

Le dimanche 2 juillet, après une journée passée comme d'habitude, l'enfant a été pris brusquement d'une crise très violemment douloureuse: la mère nous a raconté qu'il se jetait comme affolé hors de son lit, en proie à une agitation convulsive, urinant de temps en temps quelques gouttes d'urine, et poussant des cris déchirants.

Un médecin est appelé, qui prescrit cataplasmes, bain, lavement, sirop calmant, mais la souffrance ne s'apaise pas, et pendant toute la nuit l'enfant ne cesse de crier.

Dans les jours suivants, ces crises douloureuses s'espacent, la mère nous rapporte qu'il y a des rémissions au moment desquelles l'enfant urine assez copieusement.

Le 10 juillet, nous voyons l'enfant à l'hôpital, où il nous a été adressé par M. le professeur Grynfeltt. Le petit malade a eu, toutes les cinq minutes à peu près, des crises de douleurs pendant lesquelles on a du mal à le tenir sur son lit. La verge est tuméfiée et rouge ; le prépuce est œdématié, et l'on constate une lymphangite qui s'étend en nappe rouge jusque sur l'hypogastre.

L'exploration de l'avant-urèthre ne révèle rien.

Je ne puis, en raison de la souffrance et de l'état tuméfié des parties, faire le cathétérisme complet. Le ventre est ballonné et dur. Je fais couvrir l'hypogastre de cataplasmes chauds.

L'enfant prend plusieurs bains tièdes. Dans leur intervalle, des gâteaux d'ouate, mouillée d'eau boriquée chaude, sont appliqués sur la verge. Je prescris aussi une potion de sirop de codéine.

Le mercredi 12 juillet, la verge est revenue à l'état presque normal, la lymphangite a rétrocédé. L'enfant souffre beaucoup moins ; il dort, il a eu plusieurs mictions abondantes sans douleurs.

Jeudi 13 juillet, les phénomènes locaux étant complètement apaisés, je procède à la recherche du calcul. En effet, de l'intensité des phénomènes primitifs, et de leur sédation dans les derniers jours, je conclus à l'existence d'un calcul qui, dans la première période, s'est enclavé dans le col et dans l'arrière-urèthre, et qui, depuis, a dû cheminer et se loger, ainsi qu'en témoignent l'apaisement des douleurs et la possibilité des mictions, dans une partie plus large — probablement la fosse naviculaire. L'enfant est anesthésié au chloroforme en une minute et demi, et placé dans le décubitus dorsal. On procède à une asepsie rigoureuse du repli balanio-préputial.

Conformément à mon attente, une sonde métallique est arrêtée dans les premières portions de l'urèthre et butte contre un calcul dur. La sonde étant en place et faisant office de conducteur, j'incise sur elle à coups de ciseaux la commissure inférieure du méat et la paroi inférieure de l'urèthre, sur une étendue de 1 centimètre à peu près. Une pince de Koch est introduite dans l'orifice et extrait un petit calcul qui a les dimensions et l'apparence d'un grain de café, dont il a la teinte brune, 11 millimètres de longueur, 6 millimètres de largeur. La coque un peu fragile a éclaté. Sur une coupe on voit des couches concentriques dont les plus internes sont denses. Certaines, blanchâtres, sont plus friables.

Les suites opératoires sont d'une extrême simplicité. La température, qui était à 38°7 avant l'opération, revient rapidement à la normale.

Le malade sortit deux jours après.

OBSERVATION II

(Communiquée par M. le professeur Pousson)

Calculs de la région prostatique de l'urèthre déterminant de la dysurie. — Dilatation préalable du canal par la bougie à demeure, et extraction d'un premier calcul avec la pince de Hunter. — Refoulement dans la vessie d'un second gravier qui, quelques jours après, s'engage spontanément jusque dans la portion pénienne de l'urèthre, d'où il est retiré avec une pince à pansement.

M. D..., cinquante-huit ans, de petite taille, un peu obèse, jouit d'une assez bonne santé habituelle. Voilà vingt-cinq ans cependant qu'il est sujet à des coliques néphrétiques, et il a rendu, il y a une vingtaine d'années, un gravier assez volumineux par l'urèthre. Depuis il a souvent pissé du sable rouge, mais il n'a jamais expulsé par le canal de concrétions notables. Il y a environ un an, il a eu une colique néphrétique plus intense que les autres, et, quelques jours après, il a commencé à éprouver des difficultés pour uriner. Cette dysurie a progressivement augmenté, et, depuis plusieurs mois,

M. D... urine mal, à petit jet, ce qui l'oblige à mettre un temps
très long pour exonérer sa vessie. Il sent, dit-il, un corps
étranger dans la partie profonde du canal. Lorsqu'il contracte
les muscles du périnée pour expulser les dernières gouttes
d'urine ou pour aller à la selle, il sent des picotements comme
des pointes s'enfonçant dans les parois du canal.

Les urines sont et ont été toujours normales, jamais d'hé-
maturie. Le malade n'a jamais eu de blennorrhagie.

Le 4 septembre 1888, le malade étant depuis quelques jours
à Bordeaux et bien reposé, on l'explore. L'explorateur à boule
n° 12 est arrêté en arrière de la portion membraneuse par
quelque chose qui donne la sensation d'un calcul. On ne sent
rien par la palpation à travers le périnée ni par le toucher
rectal. Une bougie n° 19 s'engage dans un défilé étroit donnant la sensation d'un corps dur et rugueux ; mais elle ne
peut, quelque persistance que l'on y mette se dégager dans la
vessie. Après cette exploration, le malade n'éprouve aucun
accident ; il ne saigne pas, n'a pas de fièvre ; il pisse, dit-il,
un peu plus facilement qu'avant.

Le 6 septembre, on parvient à introduire sans trop de
peine une bougie filiforme dans la vessie, et l'on éprouve
comme précédemment la même sensation de gravier sur la
paroi inférieure du canal prostatique. Cette fine bougie est
laissée à demeure jusqu'au lendemain.

7. — Il semble que le gravier s'est un peu déplacé en avant,
le malade sent moins ses aspérités ; il urine beaucoup plus
facilement. Une bougie n° 7 est introduite aisément ; elle
joue librement dans le canal, et il semble que le gravier re-
mue. La bougie est laissée en place, et les mêmes manœuvres préparatoires de dilatation de l'urèthre sont répétées les
8 et 9 septembre.

10. — Le calcul est à la même place, mais le canal est suffisamment dilaté pour laisser passer une bougie n° 10 ; en ou-

tre, le gravier paraît plus mobile ; le malade est endormi et on introduit dans l'urèthre une pince de Hunter courbée sur le plat. Le corps étranger est saisi d'emblée et ramené, du premier coup, par le méat sans faire saigner le canal. C'est un calcul uratique brunâtre, très dur, de forme allongée, irrégulièrement conique, avec de nombreuses aspérités à sa surface, du volume d'un haricot moyen. Son examen attentif ne fait pas constater de fracture récente ou ancienne, il y a lieu de le croire entier. Un explorateur n° 12 passe aussitôt dans la vessie, mais il frotte en un point du canal prostatique, sur une petite surface rugueuse le long de la paroi inférieure. On se rend encore mieux compte de cette sensation avec une bougie n° 8.

Dans le but d'extraire ce second petit gravier, le petit lithotriteur uréthral de Collin fut introduit, mais on essaya en vain de le saisir, bien que son contact fut parfaitement senti. Deux ou trois essais infructueux donnent un peu de sang. Un explorateur n° 12 introduit dans le canal ne fait plus éprouver la sensation de frottement perçue préalablement. Le corps étranger avait disparu et était tombé dans la vessie. Les manœuvres, doucement conduites, ont très peu fait saigner le canal ; cependant par excès de prudence, et pour se mettre en garde contre toute infiltration d'urine, une sonde à demeure à bout coupé n° 17 est mise sur conducteur et par le même manuel opératoire qu'après l'uréthrotomie interne. Elle donne immédiatement issue à 40 grammes d'urine très légèrement rosée, avec deux ou trois petits caillots lenticulaires. Le malade est rapporté dans son lit et la sonde ouverte est placée dans un urinal.

Le soir, le malade est bien ; le pouls bat 68, la température est à 37°3. La sonde fonctionne bien ; l'urine rendue n'est pas colorée en rouge.

11. — La nuit a été bonne. La sonde a donné issue à 800

grammes d'urine normale. Pouls 64 ; température 37°2 ; cependant le malade est un peu rouge et animé. Il n'a voulu rien prendre depuis l'opération.

12. — Les urines sont parfaitement claires ; pas de fièvre ; pouls 72 ; température 36°8. La sonde est enlevée.

15. — Le malade va très bien et se lève.

Dans la journée du 16, il éprouve brusquement, en se promenant, une gêne et une sensation de piqûre au périnée, et peu après, voulant uriner, il s'aperçoit que son jet d'urine est diminué et sans force.

17. — On constate, en passant une fine bougie dans le canal, de façon à ne pas repousser le corps étranger à nouveau dans la vessie, la présence d'un calcul au niveau du canal prostatique. La bougie est laissée à demeure.

18. — Le calcul s'est mobilisé, et le canal s'est élargi. Une bougie un peu plus grosse est encore fixée à demeure.

Dans la nuit du 18 au 19 septembre, le malade, qui jusque-là urinait facilement le long de sa bougie à demeure, éprouve subitement de grandes difficultés à émettre son urine.

Sous l'influence de pressants besoins, il fait de très grands efforts et sent peu à peu le calcul se déplacer et cheminer du côté du méat.

19. — Le calcul est arrêté au milieu de la portion pénienne du canal. Après quelques essais infructueux d'extraction avec la pince de Hunter et la pince de Collin on parvient à extraire le corps étranger avec des pinces à pansement ordinaires. C'est un petit calcul de la même couleur brunâtre que le premier et très rugueux aussi à sa surface, ayant le volume d'un pois. Les manœuvres d'extraction ont fait saigner le canal assez abondamment, mais l'hémorragie cesse, sitôt les instruments et le corps étranger retirés. Pas de sonde à demeure. Un quart d'heure après l'opération, le malade rend sans douleur 600 grammes d'urine claire et limpide, ne contenant pas de sang.

Le soir, le malade est très bien, la température à 36°8, le pouls à 72.

Rien à noter les 20, 21 et 22. Le malade n'a pas de fièvre ; les urines sont parfaitement claires ; la miction est facile et se fait à large jet.

23. — On explore le canal avec la tige à boule n° 18. Elle pénètre sans aucun arrêt dans la vessie. Dans la même séance on explore la vessie ; l'examen est négatif.

29. — Le malade quitte définitivement le service, muni d'un traitement hygiénique et d'une médication destinée à prévenir la formation de nouveaux graviers.

Depuis, le malade va très bien. Il n'a pas eu de nouvelles coliques néphrétiques, et il pisse à plein jet.

OBSERVATION III

M. A..., soixante-trois ans, a eu des coliques néphrétiques à diverses reprises et a rendu des graviers. Depuis une huitaine, il urine mal ; jet petit, tortillé. En palpant l'urèthre, on sent nettement un corps étranger arrêté à 2 centimètres environ du méat : un explorateur à boule introduit dans le canal ne peut aller au delà et donne la sensation d'un gravier. Le méat étant très large et permettant l'introduction d'une pince à forcipressure, on se sert de cet instrument pour extraire sans grande difficulté un calcul dur, uratique, très irrégulier à sa surface, ayant une forme conique à grosse extrémité antérieure, mesurant 8 millimètres de diamètre à sa base et 12 millimètres de longueur.

OBSERVATION IV

M. Cr..., quarante-cinq ans, caissier dans un café, n'a jamais eu de coliques néphrétiques, n'a jamais rendu de graviers, mais ses urines ont renfermé des sables à diverses reprises.

Deux blennorrhagies de courte durée dans sa jeunesse, urine habituellement très bien. Le 18 janvier 1890, il éprouve tout à coup de la difficulté à uriner, en même temps qu'il sent une douleur assez vive au col de la vessie et au périnée. Le jet est petit, cependant il rend assez bien ses urines pour ne pas souffrir de rétention. Son médecin ordinaire essaie en vain de le sonder et, après avoir d'abord méconnu la cause de la dysurie, il s'aperçoit bientôt de l'existence d'un calcul arrêté dans la portion périnéale de l'urèthre. M. le professeur Pousson est appelé à ce moment, quarante-huit heures environ après le début des accidents, et constate la présence d'un calcul arrêté au milieu de la portion pénienne du canal. L'extraction est faite, non sans peine, avec la pince de Collin. Ce calcul a le volume et à peu près la forme d'un grain de maïs, présentant sur une de ses faces une petite rigole. Sa couleur est grisâtre ; sa consistance assez dure.

OBSERVATION V

M. Mo...., soixante-deux ans, courtier, est sujet depuis longtemps à des crises de coliques néphrétiques, après lesquelles il rend presque toujours quelques graviers sans la moindre difficulté. Dans le courant de juin 1891, il ne peut, cette fois, expulser un calcul qu'il sent lui-même très nettement arrêté vers le milieu de la région pénienne du canal. Le dire du malade est vérifié, et l'extraction proposée. Très pusillanime, M. Mo....., qui urine encore assez bien malgré la présence de son calcul, refuse de laisser introduire aucun instrument dans son urèthre. La nuit suivante, dans un effort violent pour uriner, il expulse tout d'un coup un calcul arrondi du volume d'un gros pois.

OBSERVATION VI

M. L....., cinquante-quatre ans, vient consulter M. le professeur Pousson, pour la première fois, dans le courant de 1891, pour des douleurs lombaires vagues, des troubles de la miction mal définis, que l'on croit devoir attribuer à la lithiase urinaire, que le malade présente depuis quelques années. Il a en effet constaté la présence de sables dans ses urines à diverses reprises, et les analyses qu'il a fait faire ont révélé l'existence d'une grande quantité d'acide urique, ainsi qu'une forte proportion de sucre. Jamais de coliques néphrétiques, jamais de graviers. Sous l'influence d'un traitement approprié, le malade va assez bien.

Au mois de février 1893, il sollicite une nouvelle consultation, parce qu'il urine avec peine, à tout petit jet. L'exploration du canal, faite non sans difficulté, car le malade ne cesse de gémir, permet de sentir à la région bulbaire un frottement très net. Le patient désire être chloroformé, et l'extraction du gravier est remise au lendemain ; mais, le matin, il rend spontanément deux petites pierres de la grosseur d'un grain de chènevis, rougeâtre, composé d'acide urique.

OBSERVATION VII

M. X....., quarante-huit ans, a déjà rendu plusieurs graviers spontanément, sans avoir jamais eu de coliques néphrétiques. Il est adressé au docteur Pousson dans les derniers jours d'août 1893, par un confrère, pour lui extraire un calcul arrêté en arrière de la fosse naviculaire. Le calcul est fixé en ce point depuis quarante-huit heures, et ne laisse passer l'urine qu'en un jet fin. Pendant que l'on prépare les instruments pour en pratiquer l'extraction, le malade, faisant un violent effort pour uriner, expulse un gravier arrondi, grisâtre, du volume d'un noyau de cerise.

OBSERVATION VIII

B....., quarante-neuf ans, manœuvre, a subi, il y a quelques années, une uréthrotomie interne pour un rétrécissement blennorrhagique. Il a négligé de se sonder après l'opération, et, depuis plusieurs mois, il urine de plus en plus mal. Il vient consulter, pour cela, au mois de mars 1892. Un explorateur à boule est arrêté au niveau de l'angle péno-scrotal, et on ne peut introduire qu'une bougie n° 8, qui frotte sur un corps rugueux, de consistance calcaire. Le malade entre à l'hôpital Saint-André, où il fut opéré à nouveau de son rétrécissement, derrière lequel on trouva une concrétion calcaire.

OBSERVATION IX

(Service de chirurgie de Nîmes)

F. H..., trente-trois ans, maçon, constitution moyenne, santé habituelle bonne. Une blennhorragie, contractée il y a six ans, a laissé un écoulement très léger, mais persistant. Il y a deux ans environ, des douleurs brusques et très vives survenues dans la région lombaire gauche nous permettent de supposer que le malade avait eu une première atteinte de coliques néphrétiques. A différentes reprises les urines ont contenu du sable. Une semaine avant son entrée à l'hôpital, F... ressentit au périnée une douleur assez vive, comme un coup d'aiguille, à la fin de la miction. Jusque-là le malade rendait ses urines d'une façon normale. Le jet d'urine devint alors petit et sans force. La miction est douloureuse et nécessite un certain effort. Une bougie n° 10 est arrêtée au périnée et frotte sur un corps dur et rugueux. La palpation permet de sentir, à 3 centimètres en avant de l'anus, une petite tuméfaction dure, de la grosseur d'un pois. La pression est douloureuse à ce niveau.

L'extraction fut essayée avec la curette de Leroy, mais sans succès à cause de la difficulté de passer entre le calcul et la paroi uréthrale. La pince de Hunter ne réussit pas davantage. Elle ramena cependant quelques parcelles du calcul. Un léger écoulement de sang arrêta toute nouvelle tentative. Une heure plus tard, le malade sentit très bien, au milieu de l'effort qu'il faisait pour uriner, une douleur vive qui lui traversait le canal, et vit ensuite le jet d'urine reprendre sa force et son volume normal. La miction s'acheva naturellement. Le calcul, mobilisé par les tentatives d'extraction précédentes, était sorti spontanément balayé par l'urine.

La tuméfaction signalée à la région périnéale a disparu, et une bougie n° 16 pénètre dans la vessie sans difficulté. Pas de complications. F... quitte le service quelques jours après.

Le calcul est de la grosseur d'un petit pois et pèse 12 centigrammes. Sa forme est légèrement allongée et ses surfaces recouvertes d'aspérités brillantes, rougeâtres, constituées par de petits cristaux juxtaposés. L'analyse, que nous devons à l'amabilité de M. Cabanis, pharmacien des hospices de Nîmes, nous le montre composé d'acide urique, d'urate de soude, de phosphate de chaux et de phosphate ammoniaco-magnésien.

OBSERVATION X

F..., quarante-cinq ans, cordonnier. Les parents, rhumatisants, sont morts âgés. F... a toujours eu une bonne santé. Il y a cinq ans, après de violentes coliques néphrétiques, les urines fortement colorées ont contenu du sable. De petits graviers d'acide urique de la grosseur d'une lentille ont été rendus sans aucune douleur. Par sa vie sédentaire, F... s'exposait à des récidives. Au commencement de février, nouvelle crise qui dura trois jours, et fut suivi de l'expulsion d'un certain nombre de petits calculs semblables aux premiers.

Au 25 février, troisième crise de coliques néphrétiques.

Quelques jours après, le 1er mars, F... éprouve une grande peine à émettre ses urines ; la miction est douloureuse, accompagnée de fourmillements en arrière du scrotum. Le jet de l'urine est interrompu à diverses reprises.

Le 3 mars, F... rend par l'urèthre, au milieu d'une miction douloureuse, un calcul oblong, gros comme un fort grain de blé, qu'il nous fait voir le lendemain.

Le calcul, de 1 centimètre de longueur, est légèrement renflé à une extrémité et pèse 50 centigrammes environ. Il est rouge, dur, à surface absolument lisse.

Il avait mis deux jours à parcourir le canal, qui ne présente rien de particulier au cathétérisme.

CONCLUSIONS

Les calculs, de provenance rénale, arrêtés dans l'urèthre sont réguliers et exclusivement constitués par de l'acide urique ou de l'urate de soude. Ils se recouvrent sans cesse de couches phosphatiques imbriquées et distinctes quand ils séjournent dans le canal.

Cet accident est plus fréquent dans la jeunesse et l'âge mur.

L'arrêt se fait le plus souvent à la fosse naviculaire et au ollet du bulbe, portions du conduit normalement rétrécies.

La douleur et les troubles fonctionnels sont les principaux symptômes.

Si les indications ne sont pas pressantes, on doit savoir attendre; la dilatation mécanique sous l'effort de la miction, ou à l'aide de sondes en gomme, favorise l'expulsion spontanée.

L'extraction par les voies naturelles sera tentée, sans insistance pourtant, dans le cas d'hémorragie ou de trop grandes difficultés.

La boutonnière, dont on a exagéré les dangers, sera réservée aux cas où les premières tentatives auraient échoué.

BIBLIOGRAPHIE

A. PARÉ. — Œuvres, édition Malgaigne.

J.-L. PETIT. — Traité des maladies chirurgicales.

DESAULT. — Œuvres chirurgicales.

FANO. — Chirurgie.

DELPECH. — Maladies chirurgicales.

RICHERAND. — Nosographie chirurgicale.

DELEFOSSE. — Chirurgie des voies urinaires.

VIDAL. — Pathologie externe.

CIVIALE.

LE DENTU et VOILLEMIER.

GUYON. — Maladies des voies urinaires.

BOURDILLAT. — Thèse de Paris, 1869.

Dictionnaire encyclopédique des sciences médicales.

Traité de chirurgie, t. VII.

244

BIBLIOTHEQUE NATIONALE DE FRANCE

3 7531 03931503 2

www.ingramcontent.com/pod-product-compliance
Lightning Source LLC
Chambersburg PA
CBHW071351200326
41520CB00013B/3191